# NOTES ET RÉFLEXIONS

## SUR QUELQUES CAS DE

# PHLEGMON PÉRI-UTÉRIN

## MÉMOIRE

Présenté à la Société de médecine de Paris,
Publié dans *les Annales de Gynécologie*, t. I, nᵒˢ 1 et 2, 1874.

## Dʳ BOISSARIE

Ancien interne des hôpitaux de Paris,
Membre correspondant de la Société de médecine de Paris,
De la Société médicale d'observation,
Correspondant et lauréat de la Société de médecine et de chirurgie de Bordeaux.

## PARIS

### H. LAUWEYRENS LIBRAIRE-ÉDITEUR
2, Rue Casimir-Delavigne 2.

**1874**

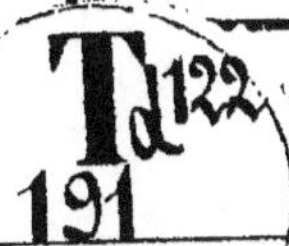

# NOTES ET RÉFLEXIONS

## SUR QUELQUES CAS DE

# PHLEGMON PÉRI-UTÉRIN

---

## MÉMOIRE

Présenté à la Société de médecine de Paris,
Publié dans *les Annales de Gynécologie*, t. I, nᵒˢ 1 et 2, 1874.

---

## Dʳ BOISSARIE

Ancien interne des hôpitaux de Paris,
Membre correspondant de la Société de médecine de Paris,
De la Société médicale d'observation,
Correspondant et lauréat de la Société de médecine et de chirurgie de Bordeaux.

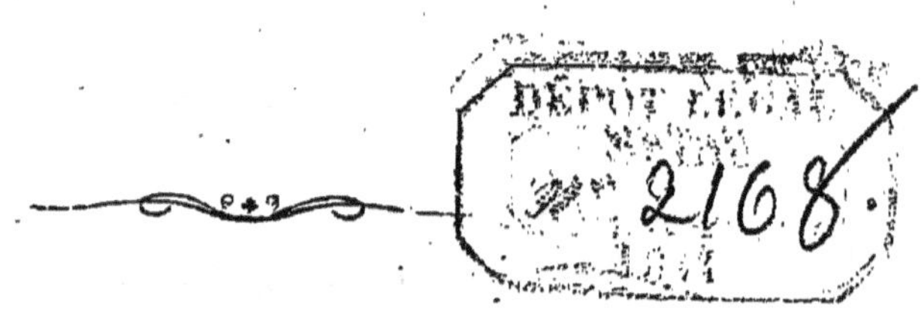

## PARIS

H. LAUWEYRENS LIBRAIRE-ÉDITEUR
2, Rue Casimir-Delavigne 2.

1874

# NOTES ET RÉFLEXIONS

## SUR QUELQUES CAS DE

# PHLEGMON PÉRI-UTÉRIN

Par le D**r** **BOISSARIE**,

## RAPPORT SUR LE PRÉSENT MÉMOIRE

*Lu à la Société du médecine de Paris, séance du 10 janvier 1874.*

Par le D**r** **GALLARD**,
Médecin de l'hôpital de la Pitié.

**(Extrait des Annales de Gynécologie).**

En publiant, sous ce titre, les observations qui suivent nous choisissons le terme qui semble le mieux convenir aux faits que nous avons observés. Malgré les remarquables travaux de MM. Bernutz et Goupil sur la pelvi-péritonite, on admet qui le tissu cellulaire des ligaments larges, la zone celluleuse qui entoure le col, peut s'enflammer. M. Guérin en a montré un exemple concluant à la Société de chirurgie. M. Gallard (Académie de médecine, 6 février 1872) présentait des pièces pathologiques qui venaient à l'appui de la même opinion. On reconnaît d'ailleurs que, sur le vivant, le diagnostic est fort difficile, sinon impossible. La question ne peut être jugée que par des autopsies ; elles sont fort rares et parfois contradictoires.

Cette question des phlegmons péri-utérins a eu le privilége, il y a dix ou douze ans, d'attirer beaucoup l'attention et de provoquer de nombreux travaux. Depuis cette époque les observations sont fort rares dans les recueils périodiques ; le sujet pourrait paraître épuisé. Nous avons pensé cependant que les faits que nous rapportons pourraient présenter quelque intérêt. Nous les avons observés sur des personnes d'une bonne santé habituelle, dans un milieu salubre, en dehors des mauvaises conditions diathésiques qui, souvent dans les hôpitaux, viennent masquer toutes les affections secondaires qui ont pu leur servir de point de départ. Ainsi comprises, elles se rapprochent peut-être davantage de leur physionomie et de leur type réel.

OBSERVATION I. — Abcès rétro-utérin, — s'ouvre dans le rectum, — détermine une paraplégie par compression qui dure une année entière, — se porte en avant, — s'ouvre dans le vagin, la paraplégie cesse, — deux grossesses intercurrentes heureusement arrivées à terme, — l'état général se relève, l'état local reste le même depuis cinq ans.

Le 19 décembre 1868, madame X..., âgée de 25 ans, accouchait à terme, dans les conditions normales, d'un enfant bien constitué et bien portant. Déjà mère d'un premier enfant d'une santé en apparence très-robuste, sans antécédents morbides fâcheux, tout semblait lui assurer les suites de couches les plus heureuses. En effet, le neuvième jour elle était déjà debout se croyant entièrement rétablie, lorsqu'elle fut prise brusquement d'une douleur dans le côté gauche, s'irradiant dans la cuisse du même côté, et suivant en arrière le trajet du nerf sciatique, en avant la ligne des vaisseaux.

Le médecin appelé à ce moment, ne trouvant pas de fièvre, pas de symptômes généraux, prescrit des frictions avec le baume tranquille. Mais le lendemain 29 décembre, la malade ne peut se lever ; les douleurs vont en augmentant, on sent un empâtement profond dans la fosse iliaque ; il y a de la constipation, mais la fièvre est encoremodérée. — Tr. lavement purgatif ; 12 sangsues ; cataplasmes.

Les 30 et 31. Deux accès de fièvre assez violents. La douleur devient plus intense et s'étend davantage. — Potion au sulfate de quinine. Larges frictions avec l'onguent mercuriel belladoné.

1867. 2 janvier. La sensibilité est moins vive. Les frictions déterminent un commencement de salivation. On les supprime ; un vésicatoire est appliqué sur le côté ; chlorate de potasse à l'intérieur.

Jusqu'au 7 janvier, un mieux assez sensible s'est produit dans l'état de notre malade, mais ce jour-là les accès reparaissent et forcent à reprendre le sulfate de quinine. Il y a peu de douleur, mais on constate facilement une tumeur dans la fosse iliaque.

Le 15. Le mieux se soutient ; l'état général est bon ; la tumeur diminue sensiblement de volume, et tout fait espérer sa résolution prochaine. Mais ces prévisions ne se justifient pas ; au moment où sous l'influence du traitement le mal semble conjuré, de nouvelles poussées inflammatoires se déclarent et activent la suppuration de la tumeur.

Le 22. Un nouvel accès de fièvre se déclare ; la douleur provoquée devient vive à la région lombaire, tandis que la douleur spontanée dans toute la région lombo-abdominale arrache des plaintes à la malade. La tumeur augmente sensiblement de volume.

1er février. L'état fébrile est intense. Par le toucher vaginal on trouve l'utérus encore volumineux, et dans le cul-de-sac gauche du vagin on sent la tumeur qui semble remplir le côté. La malade est prise d'un hoquet violent qui ne lui laisse pas un moment de repos.

Il y a une gêne pour respirer, une faiblesse excessive. Tous ces accidents persistent pendant six jours, malgré l'emploi de la glace, des liniments chloroformés et des opiacés.

Le 4. Une détente brusque se produit ; la malade nous dit avoir senti qu'une poche s'ouvrait dans le rectum, et de fait elle rend par l'anus une certaine quantité de pus.

Le 5. Le hoquet a cessé, et un mieux sensible se continue.

Le 12. L'amélioration se soutient, le ventre est peu douloureux. Par le toucher rectal on trouve une tumeur dure située surtout à gauche, grosse comme une petite pomme. Le col de l'utérus est élevé, mou et entr'ouvert.

Le 16. La malade commençait à se lever lorsqu'un nouvel accident vient entraver sa convalescence. Un engourdissement et de vives douleurs se déclarent dans la région lombaire. Un œdème envahit la jambe gauche, et tout le membre de ce côté devient insensible et inerte. C'est une paralysie complète du sentiment et du mouvement de la cuisse et de la jambe gauches. Pendant les deux mois de mars et avril les douleurs lombaires persistent avec les mêmes accidents de paralysie, et cela malgré l'application de cautères à la région des lombes, l'usage des bains sulfureux longtemps continués. Cependant la nutrition se fait, la fièvre a disparu et l'état général semble reprendre.

3 mai. Le mouvement revient un peu dans les orteils ; la malade peut s'asseoir dans son lit.

Le 23. Les règles apparaissent pour la première fois depuis l'accouchement, et à ce moment la tumeur de la fosse iliaque semble avoir disparu. La jambe a retrouvé sa sensibilité, mais reste immobile. On reprend les cautères, les bains sulfureux, mais sans grand résultat.

28 juin. Les règles viennent pour la seconde fois, mais l'amélioration du côté de la paralysie ne se continue pas. L'insensibilité reparaît. On sent toujours une tumeur volumineuse faisant saillie dans le rectum ; c'est cette tumeur qui par compression détermine les accidents de paralysie. Nous cherchons à déterminer l'affaissement de cette tumeur par des ponctions répétées. Dans ce but, nous glissons le long du doigt dans le rectum un trocart de petit calibre et ponctionnons au centre de cette tuméfaction. Mais cette tentative reste sans résultat, et il ne s'écoule rien par la canule. Par l'anus, à intervalles divers, il s'écoule spontanément une certaine quantité de pus, sans profit pour la malade.

La fin de l'année 1869 se passe dans les mêmes conditions ; le membre gauche reste paralysé ; de temps à autre, les bouffées inflammatoires viennent ranimer un abcès mal éteint. Cependant l'état général est bon, la nutrition se fait bien. Mais la malade ne peut se lever ni faire le plus petit mouvement. On ne peut recourir qu'à un traitement général par les résolutifs et les fondants : l'iodure de potassium, les vésicatoires, les toniques, etc.

1870. 3 janvier. Les élancements deviennent plus vifs dans la tumeur ; en même temps celle-ci devenue moins perceptible par le rectum se porte en avant au-dessus de l'aine et fait saillie sous la peau. Ce déplacement de la tumeur amène une amélioration de la paralysie ; les mouvements et la sensibilité reviennent peu à peu dans le membre inférieur. Les pieds sont infiltrés.

12 mars. L'abcès, qui faisait saillie sous la peau, s'ouvre spontanément par le vagin, et le pus s'écoule abondamment pendant deux jours. Cet abcès s'ouvre et se ferme en suivant des recrudescences variables. Sa marche est la même que celle de l'abcès de l'année précédente, ouvert dans le rectum. Les accidents de paralysie tendent à disparaître et le 4 juin la malade marche avec des béquilles.

Quelques jours après elle entreprend même un assez long voyage, qui détermine la formation d'un nouvel abcès qui s'ouvre encore dans le vagin. Malgré tout, elle marche bientôt après avec une seule canne, et le reste de l'année s'écoule dans d'assez bonnes conditions. Le pied gauche reste gonflé, il y a de la douleur dans la fosse iliaque, mais l'ensemble de la constitution laisse peu de chose à désirer.

1871. Avril. Nous ne revoyons notre malade que le 7 avril 1871. A ce moment, elle est enceinte de six mois. Il y a de l'albumine dans les urines, et la marche est encore pénible.

7 juillet. Accouchement normal d'un enfant à terme et bien portant.

Le 9. Les douleurs se réveillent dans le flanc gauche. Il y a de la fièvre ; application de 10 sangsues.

Le 15. Le hoquet survient avec des frissons, et en même temps une perte de sang assez abondante se déclare. Les frissons et la perte subsistent pendant cinq ou six jours. La jambe gauche se paralyse de nouveau.

Le 25. Un nouvel abcès s'ouvre dans le vagin. A partir de ce moment, un mieux sensible se déclare. La malade peut se lever le 1er août. Elle peut même essayer de nourrir, mais il survient des abcès au sein qui ne lui permettent pas de continuer. Les douleurs dans les lombes reparaissent à intervalles plus ou moins éloignés dans les derniers mois de 1871.

Les abcès s'ouvrent et se ferment à deux ou trois reprises différentes. Leur ouverture dans le vagin se fait par un petit pertuis situé en arrière et à gauche, à côté du col de l'utérus.

1872. Notre malade est de nouveau redevenue enceinte. Elle accouche le 11 octobre dans de bonnes conditions. Les jours suivants, il y a encore du hoquet, de la douleur dans le flanc, une perte assez abondante ; de la tuméfaction dans la fosse iliaque.

19 octobre. L'abcès s'ouvre comme d'habitude ; la malade va mieux

et veut nourrir son enfant. Elle le nourrit, en effet, et dans de bonnes conditions.

. Depuis cette époque, c'est-à-dire depuis un an, l'abcès se reforme tous les deux ou trois mois et s'ouvre spontanément dans le vagin. Aujourd'hui notre malade marche librement, sans conserver de traces de son ancienne paralysie ; elle se livre même à des travaux relativement pénibles. Son embonpoint et sa fraîcheur sont revenus et elle a toutes les apparences d'une santé florissante. Mais elle conserve toujours dans le côté gauche ce foyer mal éteint qui reste encore comme une menace pour l'avenir.

En résumant cette observation, elle nous paraît intéressante à plus d'un titre. De 1868 à 1873, c'est-à-dire pendant cinq ans, nous avons pu suivre toutes les phases de la maladie. Voilà une jeune femme, d'une bonne santé habituelle, qui accouche pour la econde fois dans des conditions normales, et le neuvième jours se déclarent du côté gauche tous les symptômes d'un phlegmon péri-utérin. Le traitement employé semble d'abord pouvoir conjurer le mal, un commencement de résolution se fait, la fièvre s'arrête, et nous touchons presque à la convalescence. A ce moment survient une violente poussée inflammatoire, les accidents généraux se réveillent plus intenses, la tumeur augmente de volume, devient plus sensible, et le 4 février, un mois environ après le début de l'affection l'abcès s'ouvre et se vide par le rectum.

. La malade se trouve immédiatement soulagée. Jusque-là c'est bien la physionomie ordinaire et la marche classique des abcès péri-utérins. C'est dans les complications ultérieures que réside le principal intérêt de l'observation.

Cet abcès, situé en arrière et à gauche de l'utérus, qui fait saillie dans le rectum où il vient se vider incomplètement, détermine dix jours après de violentes douleurs dans les lombes, de l'œdème dans les membres inférieurs, et une paraplégie complète à gauche, commençante à droite.

Cette paralysie persiste pendant dix mois sans changement appréciable, malgré le retour des règles, malgré les variations que subit la tumeur lorsque tous les quinze jours ou tous les mois, le pus contenu dans son intérieur vient s'ouvrir un passage par le rectum.

Au mois de janvier 1870 (la paralysie date de février 1869), le phlegmon, sous l'influence d'une nouvelle poussée inflammatoire, se déplace, vient un moment saillir sous la peau au-dessus de l'aine, et peu de jours après s'ouvre dans le vagin. Dès ce moment, les mouvements et la sensibilité reviennent dans les membres inférieurs ; la malade se lève, marche d'abord avec des béquilles, et peu de temps après avec une canne. Nous aurons occasion de revenir sur ces accidents de paralysies, bien rares dans les phlegmons péri-utérins. Dans le cas qui nous occupe, l'influence de la tumeur sur le mouvement et la sensibilité dans les membres inférieurs est évidente ; ce n'est que lorsque l'abcès, abandonnant les parties profondes, est venu saillir en avant que les nerfs ont retrouvé leurs fonctions.

La malade, débarrassée de sa paraplégie, retrouve ses forces, sa santé générale s'améliore, et cependant son abcès, qui détermine un empâtement profond, mais sensible dans le flanc gauche, continue à s'ouvrir tous les quinze ou vingt jours dans le vagin. L'année 1870 s'écoule dans ces conditions. Dans les derniers mois elle devient enceinte.

Sa grossesse n'est aucunement entravée par l'abcès qui suppure toujours. Le 7 juillet, elle accouche dans d'excellentes conditions. L'accouchement surexcite un moment le phlegmon ; il y a des frissons et du hoquet, mais tout se termine rapidement par l'ouverture dans le vagin d'un abcès peu considérable.

Nous retombons dans les conditions précédentes. L'année suivante 1872, nouvelle grossesse, nouvel accouchement dans de bonnes conditions.

Encore du hoquet et des frissons, et tout se termine par un nouvel abcès. La malade nourrit son enfant ; sa santé générale paraît excellente, et après cinq ans de traitement, deux grossesses intercurrentes, elle n'a pu se débarrasser de ce foyer mal éteint qui suppure toujours. La paraplégie qui a duré un an sous l'influence d'un phlegmon péri-utérin ; les deux grossesses intercurrentes, pendant lesquelles l'utérus a pu se mouvoir et se développer librement, sans être autrement impressionné au milieu de cette gangue inflammatoire ; telles sont les particularités intéressantes que nous présente cette observation et sur lesquelles nous aurons occasion de revenir.

Nous n'avons vu cette malade qu'en consultation, et nous devons les détails de l'observation au médecin ordinaire, le docteur Lombard, qui a suivi jour par jour la marche de la maladie.

OBS. II. — Abcès rétro-utérin chez une primipare, — s'ouvre dans le rectum, — reste stationnaire depuis huit ans, — n'entrave pas trois grossesses heureusement arrivées à terme dans cet intervalle.

Madame L.-G. se marie en 1864, à l'âge de 25 ans ; elle est d'une santé robuste, n'a jamais été malade, est parfaitement réglée.

Elle devient enceinte un mois après son mariage. Sa première grossesse fut très-pénible ; dès le début, elle souffrit d'une constipation opiniâtre, que rien ne pouvait vaincre, et qui rendait sa digestion très-difficile. L'accouchement fut laborieux ; il fallut employer le forceps pour amener un enfant mort. Les suites de couches, d'abord assez simples, ne tardèrent pas à se compliquer.

Les phénomènes généraux furent peu marqués ; il n'y eut ni fièvre ni frissons. La douleur était très-vive dans la profondeur du bassin, surtout à gauche, s'irradiant dans les membres inférieurs. Sans pouvoir préciser exactement le début des accidents, c'est environ du quinzième au vingtième jour après l'accident qu'ils se déclarèrent. La constipation surtout était opiniâtre, et chaque selle provoquait des souffrances cruelles. Appelé le 4 avril 1865 auprès de cette malade, nous la trouvons dans les conditions suivantes : elle est pâle, amaigrie, très-anémiée ; l'utérus est abaissé, le col, placé près de la vulve, volumineux, est dirigé à droite.

En arrière du col, au-dessus de l'insertion du vagin, du côté gauche, on sent une tumeur du volume d'un gros œuf de poule, bosselée, sensible à la pression, immobilisant complètement l'organe.

Il est impossible de communiquer à l'utérus aucune espèce de mouvement.

Le toucher rectal achève de démontrer l'existence d'une tumeur arrondie, irrégulière, bosselée, qui semble adhérente aux parois du bassin à gauche.

Les matières sont donc obligées de passer sous une espèce de pont, constitué en avant par l'utérus, sur les côtés par des adhérences ; aussi la constipation est-elle le symptôme le plus incommode. Par le palper abdominal on détermine peu de douleur.

Depuis quelques jours, la malade a rendu en assez grande quantité du pus par le rectum.

Les règles ont reparu le deuxième mois après l'accouchement ; à chaque époque menstruelle, les douleurs deviennent plus vives. L'écoulement du pus, plus abondant au moment des règles, ne détermine pas un affaissement sensible de la tumeur et n'entraîne aucune amélioration.

Malgré le traitement employé (bains émollients, iodure de fer et quinquina), les choses restent en cet état. Huit mois après, la malade devient enceinte pour la seconde fois.

La grossesse n'apporte aucune modification dans la situation que nous venons de décrire ; elle n'est du reste entravée par aucun accident, et la malade accouche dans de bonnes conditions d'un enfant bien portant, qu'elle nourrit elle-même très-heureusement.

Depuis son accouchement comme pendant sa grossesse, elle n'a cessé de souffrir et de rendre du pus d'une façon presque continuelle par le rectum.

Mariée en 1864, elle a eu quatre enfants. Les trois derniers sont bien portants, et le plus jeune a 4 ans. Les trois dernières grossesses ont été très-heureuses, malgré la présence de cet énorme abcès qui, accolé à la face postérieure de l'utérus, remplit une partie du rectum.

Il y a aujourd'hui huit ans que notre malade est atteinte de cette affection ; s'il n'y a pas d'amélioration dans son état local, sa santé générale est bonne. Elle vit à la campagne et se livre à des travaux pénibles. Son teint est encore pâle, mais elle a de la force et de l'embonpoint. Chaque jour encore elle souffre d'épreintes douloureuses, de besoins d'aller qu'elle ne peut satisfaire ; elle rend sans cesse des glaires, des mucosités, et du pus par l'anus, tandis qu'elle souffre de vives démangeaisons à la vulve. Ses règles sont régulières ; il y a peu de leucorrhée, et la tumeur rétro-utérine est ce qu'elle était le premier jour. Elle a le même volume, détermine la même compression sur l'intestin et semble n'avoir aucun retentissement sur l'économie.

Encore aujourd'hui, notre malade ne trouve de soulagement que dans les irrigations d'eau froide, faites une ou deux fois par jour dans le rectum et continuées chaque fois pendant un quart d'heure au moyen d'un tube en caoutchouc, faisant office de siphon, et terminé par une longue canule en gomme.

L'intérêt de cette observation réside :

1º Sur ces trois grossesses venant heureusement à terme chez une femme affectée d'un volumineux phlegmon rétro-utérin ;

2º Sur l'état stationnaire du phlegmon pendant huit ans ;

3º Sur son peu de retentissement sur l'économie.

Boisserie                               1.

Nous aurons occasion de nous appesantir sur chacun de ces points en résumant notre travail.

Nous ne donnons que le résumé de cette observation, qui pendant huit ans d'ailleurs n'a pu présenter un intérêt de chaque jour.

OBS. III. — Abcès rétro-utérin chez une femme qui n'a jamais eu d'enfants, — s'ouvre dans le vagin et le rectum où il se vide pendant deux ans, — guérison qui dure cinq ans, — nouvel abcès sous l'influence de la machine à coudre qui dure encore deux ans, — la malade est emportée dans quinze jours par l'extension de l'abcès dans l'abdomen, la fosse iliaque, le flanc droit.

Femme M. P..., âgée de 20 ans, d'une bonne santé habituelle, bien réglée, mariée depuis un an, n'ayant jamais eu de grossesse, fut prise brusquement, sans cause connue, d'un phlegmon rétro-utérin qui ne tarda pas à s'ouvrir dans le vagin. Je vis pour la première fois cette malade en 1854. Depuis plusieurs mois déjà l'abcès coulait dans le vagin. Sa santé générale avait été très-ébranlée par le développement de ce phlegmon ; elle était pâle, très-amaigrie, très-faible ; son teint était profondément cachectique, et il y avait encore un léger mouvement fébrile.

En explorant les organes génitaux, nous trouvons le vagin étroit et peu profond ; le col de l'utérus arrive presque jusqu'à l'orifice vulvaire ; il est long, et son orifice est très-étroit ; l'utérus lui-même est abaissé et à peu près immobile dans tous les sens. Le col conique, très-dur, est bien celui d'une femme qui n'a pas encore eu d'enfants Dans les culs-de-sac on trouve peu de résistance ; mais en arrière du col on sent une tumeur manifeste. En combinant le toucher rectal et vaginal on circonscrit parfaitement cette tumeur, qui est accolée à la face postéro-inférieure de l'utérus et fait saillie dans le rectum. Le ventre est un peu tendu et douloureux ; mais la pression n'exaspère pas sensiblement la pression et en déprimant la paroi, on ne sent qu'une résistance un peu vague.

Le traitement consiste d'abord dans les frictions sur le ventre avec l'onguent mercuriel belladoné, des bains, des cataplasmes, des injections émollientes ; à l'intérieur le fer et le quinquina.

Au bout de trois mois, les règles suspendues depuis le début de la maladie reparaissent ; l'état général reprend sensiblement. En examinant la malade au spéculum, on aperçoit dans le vagin, tout près du col et arrière de lui, un orifice très-étroit par lequel le phlegmon se vide dans le vagin. En introduisant une sonde très-fine en gomme dans ce pertuis on pénètre à 4 ou 5 centimètres.

Toute menace de péritonite paraissait éteinte, et ce clapier n'avait plus de retentissement sur l'économie ; y avait-il quelque chance d'en triompher par un traitement local ? Les injections au centre de ces foyers purulents ont été successivement conseillées ou blâmées.

Récamier employait des injections simples ; Demarquay employait les injections iodées ; Courty les rejette absolument. Dans le cas actuel le trajet fistuleux était parfaitement organisé, facilement accessible par le vagin, l'écoulement de pus permanent ; l'occasion nous parut favorable pour essayer les injections iodées.

Chaque jour nous lavions la cavité avec de l'eau tiède, puis nous injections environ 50 grammes d'une solution iodée au cinquième. Ce traitement, qui n'était suspendu qu'à l'époque des règles, fut continué pendant six mois. Jamais il ne provoqua le moindre retentissement inflammatoire ; l'abcès commençait à se déterger, sa cavité semblait diminuer d'étendue lorsque nous fûmes brusquement forcé d'interrompre notre traitement.

En faisant une dernière injection, le liquide ne ressortit pas. La malade en ce moment éprouva une angoisse extrême, de violentes coliques, et nous inspira un moment de vives inquiétudes. Mais nos craintes se dissipèrent vite à la vue de la solution d'iode qui ressortait par l'anus. La paroi rectale de la tumeur avait cédé, et une seconde ouverture s'était faite de ce côté.

Il nous fallut suspendre notre traitement pour ne pas provoquer une vive inflammation de l'intestin.

Peu à peu pourtant l'abcès finit par tarir entièrement, les deux ouvertures se fermèrent ; et, malgré un reste d'induration qui ne déterminait ni gêne, ni douleur, la malade put se croire guérie. Elle 'était bien en effet, en apparence ; car elle retrouva bientôt sa santé, ses forces et tout l'éclat ordinaire de son teint.

La guérison se maintint pendant cinq ans sans interruption aucune. Cette femme, qui travaillait dans un atelier de couture, put reprendre son travail ; dans les derniers temps, elle faisait aller une machine à coudre. Cet exercice, très-fatigant même pour une personne robuste, ne tarda pas à provoquer la réapparition des premiers accidents. Dans le courant de 1869, l'abcès se reforma sur les traces du premier. Au bout d'une quinzaine de jours, il s'ouvrit dans le rectum ; sans déterminer un grand mouvement fébrile. Pendant dix-huit mois les choses restèrent en cet état. La poche s'ouvrait et se fermait par intervalles, se vidant toujours dans le rectum. La santé générale n'était pas trop altérée et la malade pouvait encore travailler chez elle.

Les choses en était là lorsqu'au mois de février 1871 notre malade est prise brusquement d'accidents suraigus d'une grande intensité. Vomissements, fièvre ardente, constipation, face grippée. Ces accidents se prolongent pendant six jours sans se préciser davantage.

Le ventre, sur lequel l'attention est plus particulièrement portée, paraît d'abord souple et peu douloureux; sans matité appréciable. Il n'y a rien de particulier du côté de l'abcès rétro-utérin. Je donne de l'opium à haute dose, de la glace pour calmer la soif, des cataplasmes avec onctions mercurielles sur l'abdomen.

Enfin, le sixième jour, je trouve dans le flanc droit un empâtement sensible, bientôt une tumeur se dessine, mal limitée, mais donnant à la région une tuméfaction visible; cette tumeur remonte jusqu'à la limite inférieure du foie. Un grand vésicatoire appliqué sur toute l'étendue du mal, ne produit aucun soulagement. Je place aussitôt après, au point le plus saillant, une traînée de pâte de Vienne large et profonde, dans le double but de déterminer des adhérences, et de me conduire dans le foyer.

Mais le treizième jour, les accidents généraux s'aggravent à un tel point que toute temporisation devient impossible ; il faut ouvrir une issue au pus par le plus court chemin; c'est là la dernière chance de salut.

Avec le trocart capillaire de Dieulafoy, n° 3, je pénètre par le centre de l'eschare à 6 centimètres de profondeur. Je retire 50 grammes de pus très-épais. Mais à ce moment le corps de pompe en verre se brise et je ne puis le remplacer. Je me trouvais dans une cruelle perplexité. Si je n'achève pas l'opération, la malade est perdue ; déjà sa face est décomposée, son pouls d'une fréquence excessive. D'un autre côté, si j'ouvre une large issue au pus, je puis le rejeter dans le péritoine et hâter la terminaison funeste. Je me décide pourtant pour ce dernier parti espérant qu'une tumeur aussi franchement inflammatoire, saillante à l'extérieur aura pu créer des adhérences péritonéales dans son voisinage. La pâte de Vienne a dû d'ailleurs concourir au même résultat. Je glisse donc un bistouri à lame étroite le long du petit trocart resté en place, et j'arrive ainsi dans le foyer. Il s'écoule plus d'un litre de pus, la cavité de l'abcès était considérable et la sonde cannelée s'y enfonçait tout entière.

Cette évacuation n'amène aucune amélioration dans l'état de la malade; les accidents continuent à s'aggraver, le pouls faiblit rapidement; dès le lendemain l'agonie se déclare et elle succombe trois jours après l'opération.

Devant ce résultat funeste je pouvais me demander :

1° Si j'avais opéré trop tard ?

2° Si par mon opération j'avais précité le dénoûment ?

J'étais en présence d'un abcès pelvien qui avait pris naissance autour de l'ancien foyer, était remonté dans la fosse iliaque droite et de là avait fusé au-dessous du gros intestin jusqu'au voisinage du foie. La laxité du tissu cellulaire de ces parties explique suffisamment pourquoi le pus fuse avec facilité vers la région supérieure de l'abdomen. La marche inverse s'observe aussi souvent, et il y a déjà longtemps que Grisolle a observé que les abcès des fosses iliaques peuvent, chez la femme, descendre dans la cavité pelvienne et s'ouvrir dans le vagin. Du reste, le pus était-il parti du phlegmon rétro-utérin pour remonter dans le flanc droit ; ou le phlegmon rétro-utérin n'avait-il agi que comme cause occasionnelle, déterminant la formation d'un phlegmon iliaque indépendant du premier ? C'est ce que l'autopsie seule aurait pu éclaircir ; mais là n'est pas le principal intérêt de l'observation.

Grisolle recommande de n'inciser ces abcès qu'après s'être assuré au préalable qu'il y a fluctuation et que le foyer adhère à la paroi abdominale. Mais les accidents se précipitaient dans ce cas avec une telle intensité, que nous ne pouvions suivre les règles ordinaires ; c'est ainsi que la potasse caustique nous offrait une marche trop lente pour arriver dans le foyer ; nous ne pûmes en faire qu'une seule application.

Le trocart de Dieulafoy semblait répondre aux indications les plus pressantes ; mais l'instrument nous fit défaut entre les mains. Alors, en présence d'un abcès volumineux, qui faisait une forte saillie sous les téguments, je plongeai directement le bistouri jusque dans sa cavité, ce qui est indiqué lorsque la tumeur est superficielle. Peut-être eût-il mieux valu inciser couche par couche. Quoi qu'il en soit, nous ne saurions rapporter la terminaison fatale à l'épanchement de pus dans le péritoine. Au moment de la ponction, l'état de la malade était si grave, si désespéré, que déjà l'inflammation s'était propagée au péritoine et au tissu cellulaire voisin ; et, lorsque la péritonite se déclare à une époque rapprochée du début, c'est plutôt par prorogation que par épanchement que la phlegmasie envahit la séreuse ; témoins les faits de Dance et Bourienne cités par Grisolle.

En résumé, voilà une malade qui reste pendant près de dix ans sous l'influence d'un phlegmon péri-utérin. Cet abcès, survenu sans cause connue en dehors de toute influence puerpérale, s'ouvre dans le vagin. Des injections iodées, répétées chaque jour pendant plusieurs mois, ne le modifient pas sensiblement, mais ne déterminent aucun accident. Une seconde ouverture se forme du côté du rectum; bientôt après le pus cesse de couler, les deux orifices se cicatrisent, et la malade, pendant cinq ans, peut se considérer comme guérie.

L'usage d'une machine à coudre réveille les premiers accidents. L'abcès se reforme et s'ouvre dans le rectum — pendant deux ans, il se vide et se ferme régulièrement. Au bout de ce temps, un abcès qui vient saillir dans le flanc droit, à marche suraiguë, emporte la malade dans l'espace de quinze jours.

Tels sont les principaux traits de cette observation. Nous insisterons sur chacun d'eux dans nos conclusions.

OBS. IV. — Abcès péri-utérin (pelvi-péritonite de Bernutz), cinq ans après un premier accouchement, — recrudescences variables pendant trois ans, — guérison sous l'influence des vésicatoires et sangsues sur le col.

Madame Del..., âgée de 20 ans, d'une bonne santé habituelle, bien réglée, n'ayant pas habituellement de pertes blanches, se marie à la fin de 1864, devient enceinte peu de temps après, et accouche le 15 décembre 1865 dans de bonnes conditions. Elle se rétablit promptement. Jusqu'en 1867, sa santé ne laisse rien à désirer; à cette époque elle éprouve de violentes douleurs en allant à la selle, et l'examen nous montre qu'elle est atteinte de fissures à l'anus assez profondes, qui sont la cause de ses souffrances. Elle refuse de se laisser opérer par la dilatation forcée de l'anus et finit, en se traitant par les lavements de ratanhia et les pommades, par se débarrasser, au bout de dix-huit mois, de son infirmité. Il y a bien parfois des retours dans les douleurs, surtout à l'époque des règles, mais enfin le mal s'éteint peu à peu.

En décembre 1870, c'est-à-dire cinq ans après son accouchement, elle est prise d'une perte blanche très-abondante, qui est bientôt suivie d'une perte rouge; en même temps de violentes douleurs se déclarent dans le bas-ventre et surtout dans le côté droit; il y a de la fièvre, des frissons, des vomissements. Il y a une très-vive sensibilité à la pression, le toucher est très-douloureux. Le vagin est chaud; on trouve le col entr'ouvert et un peu tomenteux. Les culs-de-sac postérieur et gauche sont libres. La base du ligament large droit est tuméfiée; l'utérus est entraîné de ce côté, les efforts faits pour l'attirer du côté gauche provoquent de vives douleurs. La malade est très-constipée. On peut à peine appliquer la main sur la partie latérale droite de l'abdomen, tellement la sensibilité est vive. Ce sont bien là tous les symptômes d'une métro-péritonite.

Notre malade reste trois mois au lit, conservant toujours un léger mouvement de fièvre et des frissons souvent répétés. Les règles continuent à paraître régulièrement, mais sont plus longues et plus abondantes ; elles déterminent chaque fois une recrudescence sensible.

Sangsues, onguent mercuriel en frictions, vésicatoires souvent répétés, calomel, opium, repos absolu ; tel est le résumé du traitement employé.

Au bout de trois mois, l'état aigu s'apaise ; la malade peut se lever, mais elle marche très-difficilement, penchée en avant. Il y a toujours de la sensibilité et de la résistance dans le flanc droit et dans le cul-de-sac correspondant.

Dans le courant de l'été, cet état inflammatoire subit des recrudescences fréquentes ; à un moment, on sent une tumeur sous la peau qui semble prête à s'ouvrir ; mais, sous l'influence des sangsues et des vésicatoires, la résolution se fait, en partie du moins, et l'engorgement devient moins apparent.

En 1872, un mieux assez sensible se produit ; la malade marche plus facilement.

Dans le courant de l'été, elle va aux eaux de Bagnères. Le médecin de la localité, s'autorisant d'ulcérations légères qui siégent sur le col et sont la conséquence de l'état général, de la métrite, enfin de la leucorrhée, institue un traitement local. Pendant cinquante jours, il applique chaque jour dans le vagin un tampon enduit de pommades diverses ; il laisse le tampon trois ou quatre heures en place. La présence de ce corps étranger ravive les premiers accidents. Ce mode de traitement, d'ailleurs, dont l'action est très-incertaine, produit souvent de fâcheux effets. Courty le contre-indique formellement. C'est Mélier qui le premier a prescrit ces pansements journaliers du col avec des tampons médicamenteux ; mais tous ces tampons à demeure sont plus nuisibles par l'irritation qu'ils déterminent, qu'ils ne sont favorables au rétablissement par l'action spéciale des substances qu'ils contiennent.

Notre malade nous revient en effet des eaux avec une aggravation sensible dans son état. Les douleurs se sont ravivées et s'irradient dans la jambe droite ; la miction est pénible, il y a de la constipation ; la marche n'est presque plus possible.

Nous sommes obligé de reprendre la série des moyens précédemment employés. L'application des sangsues sur le col, au nombre de 5 ou 6 chaque fois, après les règles, nous donne surtout un résultat sensible, et dès les premiers mois de 1873, la malade est à peu près entièrement rétablie ; toute douleur a disparu, les culs-de-sac sont libres, la pression abdominale ne réveille aucune sensibilité ; l'état général est excellent.

Depuis lors, il y a eu une congestion du côté gauche survenue après une époque menstruelle qui nous a fait craindre un moment de voir renaître les premiers accidents. Mais cette bouffée inflammatoire s'est arrêtée d'elle-même sans autre retentissement. Aujourd'hui notre malade a repris ses occupations ordinaires, ne conservant que quelques symptômes de métrite muqueuse et des ulcérations peu profondes du col utérin. Nous nous garderons bien de cautériser ces ulcérations, dans la crainte de réveiller une inflammation encore de fraîche date.

Voilà donc une malade qui, cinq ans après un premier accouchement, est prise d'une métrite qui détermine un engorgement dans le côté droit; pendant trois ans que durent ces accidents, il ne se forme pas de pus, ou du moins il ne se fait pas jour à l'extérieur ; après des recrudescences variables, sous l'influence des émissions sanguines locales, la guérison a lieu. Ce cas se rapproche des observations de MM. Bernutz et Goupil, et appartient certainement plutôt aux péritonites pelviennes qu'aux abcès péri-utérins. Il nous donne la preuve des inconvénients que les attouchements répétés du col, la présence de corps étrangers dans le vagin peuvent avoir dans les inflammations de la cavité pelvienne. Y aura-t-il encore de nouvelles rechutes ? nous ne saurions le dire. Mais l'état actuel est des plus satisfaisants, et la malade a repris de l'embonpoint et des couleurs.

## CONCLUSIONS.

Dans les observations que nous venons de rapporter, les accidents inflammatoires ont éclaté deux fois après la délivrance et deux fois en dehors de toute influence puerpérale. Cette origine diverse n'a créé dans les symptômes aucune différence sensible ; une fois l'abcès en voie de développement, sa marche ultérieure n'a plus été influencée par la cause qui l'avait produit. Quoique l'accouchement serve le plus souvent de point de départ à ces inflammations, il ne saurait créer entre ces affections une entité distincte.

Dans trois cas, sur quatre, il y a eu formation de pus et évacuation par le rectum ; dans un cas, le pus a fait irruption dans la cavité abdominale ; Aran considérait la suppuration en dehors de l'état puerpéral, comme un fait tout à fait exceptionnel, M. Gallard partage son opinion ; mais West, dans son ouvrage (traduct. Mauriac), repousse cette manière de voir et l'admet dans la proportion de 50 p. 0/0 : dans notre observation III, nous avons observé une suppuration très-étendue chez une femme qui n'a jamais conçu.

Chez notre première malade, l'affection s'est manifestée avec un cortége d'accidents généraux très-intense : fièvre, frissons, etc., tandis que chez la seconde c'est graduellement, d'une façon imperceptible, au milieu d'un état de convalescence incomplète, que la lésion locale s'est produite.

La tumeur chez la première malade a été manifeste dès le début, tandis que, chez les deux autres, elle a été méconnue quelque temps.

Ces méprises sur la nature de la maladie sont assez fréquentes par la négligence trop commune de l'examen vaginal et surtout du toucher rectal. Aidé de ces moyens, le diagnostic est des plus simples, si l'investigation est faite avec soin. Il y a quelques jours à peine, j'étais consulté par une jeune femme malade depuis un an ou deux. Elle était très-anémique, avait des pertes blanches, une constipation habituelle, souffrait beaucoup en allant à la selle, rendait souvent du mucus et du sang par l'anus. J'examine l'utérus et ne trouve que quelques ulcérations superficielles du col ; l'abdomen est souple, peu sensible. Au pourtour de l'anus, se trouvent des bourrelets hémorrhoïdaux qui me rendent compte des symptômes observés. J'allais la renvoyer sans recueillir d'indications plus précises, lorsque l'idée me vient d'explorer le rectum. Je trouve alors un volumineux abcès rétro-utérin ouvert dans l'intestin et méconnu jusqu'alors. C'était cet abcès qui déterminait ces épreintes douloureuses et ces évacuations de pus et de sang par l'anus.

Les inconvénients mécaniques résultant de la présence de ces tumeurs sont assez souvent la seule source des souffrances. C'est pour y remédier que les malades ont recours aux médecins. Dans l'observation II, la malade depuis plusieurs années souffre cruellement à chaque garde-robe, sent une ardeur et un feu intérieur qui ne lui laisse aucun repos, et n'est soulagée que par des irrigations prolongées d'eau froide dans le rectum.

Ces abcès ont une marche bien lente, et dans quelques cas des communications fistuleuses permanentes s'établissent entre eux et les organes voisins. Chez notre première malade, il y a cinq ans que le pus se déverse dans le rectum et le vagin. Chez la seconde, il y a neuf ans que la fistule existe du côté du rectum. Il est rare que la ponction de ces tumeurs amène un grand soulagement. Dans le premier cas, pour remédier à la paraplégie, nous essayâmes de vider l'abcès. Mais il ne sortit presque rien ; et cependant l'écoulement du pus continua à se faire spontanément par le rectum. C'est qu'il existe un état général d'œdème du tissu cellulaire plutôt qu'une collection purulente bien délimitée, et susceptible d'être évacuée par le trocart ; l'épaississement du tissu cellulaire qui persiste est toujours considérable et ne peut disparaître qu'à la longue.

Dans nos trois cas, les abcès ont été rétro-utérins ; dans cette position la tumeur pelvienne est toujours bien délimitée et fait en arrière une forte saillie. L'ouverture de ces abcès était très-petite, et le pus ne sortait que peu à peu, mêlé aux matières fécales ou expulsé avant elles.

Le retour graduel et rapide à la santé s'est effectué entièrement chez nos malades, sans avoir d'influence bien sensible sur l'état local ; elles étaient, du reste, dans d'excellentes conditions de milieu, vivant à la campagne, respirant un air pur et jouissant d'une certaine aisance. On n'aurait pu leur appliquer les réflexions de M. Gueneau de Mussy (*Arch. de méd.* 1866):

« A Paris, dit-il, dans cette race épuisée, dans les conditions de puerpéralité qui ont ajouté à la faiblesse originelle, l'inflammation revêt le plus souvent la forme chronique, car dans toutes les maladies à forme inflammatoire la chronicité suppose un substratum constitutionnel. »

Ce substratum constitutionnel, nous l'avons cherché chez nos malades, sans pouvoir le trouver.

Notre première malade, en effet, après avoir échappé aux dangers d'une phlegmasie à marche très-aiguë, après une paralysie qui dure un an, voit sa santé renaître, mène à bonne fin deux grossesses dans l'espace de trois ans, nourrit dans d'excellentes conditions son dernier enfant ; cependant son abcès persiste toujours ; il s'ouvre et se ferme alternativement sans influencer autrement l'économie et sans être influencé par elle.

La seconde malade est une femme de la campagne, qui se livre à des travaux pénibles ; qui depuis neuf ans a un écoulement fistuleux dans le rectum, entretenu par une volumineuse tumeur rétro-utérine ; ce qui ne l'a pas empêché d'avoir, depuis cette époque, trois enfants robustes et bien portants qu'elle a nourris elle-même.

En présence de ces faits, n'est-il pas permis d'oublier les considérations générales dont nous parlions tout à l'heure, de négliger un peu les questions de tempérament et de diathèses, pour chercher dans les conditions locales la cause de la durée parfois interminable de ces affections ?

Les abcès de la marge de l'anus devenus fistuleux ne peuvent guérir spontanément. Les abcès pleuraux réclament les lavages quotidiens à l'eau iodée.

Les abcès péri-utérins réclament, eux aussi, un traitement spécial. Lorsqu'ils n'ont plus de retentissement sur l'économie, lorsque la santé générale est refaite, ils constituent un accident local qui appelle une médication de même nature. Il importe d'autant plus d'éteindre ces restes de foyers, que parfois ils ravivent les premiers symptômes inflammatoires, remettent de nouveau la vie des malades en péril, et sont dans tous les cas pour elles une menace constante.

Pour répondre à cette indication, nous avons, chez notre troisième malade, fait pendant huit mois des injections iodées dans la cavité de l'abcès. Ces injections n'entraînèrent ni inconvénient ni complications d'aucune sorte. Non-seulement elles furent inoffensives, mais encore elles modifièrent heureusement les surfaces malades.

Forcés de les interrompre à la fin, à cause de l'ouverture de la tumeur dans le rectum, l'abcès ne tarda pas à se déterger, les fistules se tarirent, et l'induration elle-même disparut peu à peu. La guérison fut complète et dura cinq ans. Au bout de cinq ans, lorsque, sous l'influence de la machine à coudre, la malade fut reprise des mêmes accidents, ce fut moins une rechute qu'un abcès nouveau survenant sous l'influence d'une nouvelle cause occasionnelle.

Que penser maintenant de ces grossesses arrivant heureusement à terme, chez des malades portant dans la cavité pelvienne de volumineux abcès ? Comment comprendre que l'utérus puisse se développer librement au milieu de cette gangue inflammatoire ?

« Quel que soit le point de départ de ces phlegmons, dit West, « le mal n'attaque pas en général la substance d'un organe « aussi solide que l'ovaire. C'est ainsi qu'on peut expliquer « l'intégrité chez ces malades de toutes les fonctions sexuelles, « même quand l'attaque a été très-grave et accompagnée des « symptômes les plus formidables en apparence. »

Cette immunité n'est pas admise par tous les auteurs, et Courty, dans son ouvrage, dit expressément: « L'inflammation « peri-utérine chronique n'est pas un obstacle absolu à la fécon- « dation ; mais dans les cas rares où la conception s'est faite, « elle prédispose sans aucun doute aux fausses couches méca- « niquement et physiologiquement. »

Nos observations prouvent, contrairement à cette doctrine, que dans ces conditions la grossesse peut continuer régulièrement son cours. Nous n'avons pas même trouvé de faits aussi concluants que les nôtres parmi ceux qui ont été publiés.

La paraplégie que nous avons cherché à combattre vainement pendant un an est aussi un phénomène assez rare, qui n'est pas signalé à ce degré dans les divers auteurs. Elle s'explique sans doute par la compression que la tumeur exerçait sur les nerfs qui se distribuent aux membres inférieurs. Mais elle peut encore s'expliquer d'une autre façon, et c'est Graves qui nous donne le secret de ce mécanisme. « En dehors des affections « du cerveau et de la moelle, les impressions qui intéressent un « point des extrémités nerveuses périphériques peuvent se pro- « pager vers les organes centraux, d'où elles sont renvoyées par « action réflexe, sur les nerfs de régions plus ou moins éloignées. « C'est ainsi que la paraplégie se déclare, soit que la cause exci- « tante réside dans les organes urinaires, digestifs, ou dans le « système utérin. »

Cette paraplégie par action réflexe ne semble pas se rapporter au cas qui nous occupe. En effet, la paralysie eût été égale pour les deux membres, tandis qu'elle était surtout marquée à gauche ; enfin elle n'eût pas disparu lorsque l'abcès, cessant de faire saillie en arrière, vint s'ouvrir dans le vagin. Elle devait être déterminée par une pression directe de la tumeur sur les nerfs qui communiquent le mouvement et la sensibilité aux membres inférieurs.

C'est au moins l'explication la plus plausible. Telles sont les considérations les plus importantes qui nous paraissent ressortir des observations que nous venons d'analyser.

# RAPPORT

## SUR LE PRÉSENT MÉMOIRE

### Lu à la Société de médecine de Paris

**Par T. Gallard,**

Au nom d'une commission composée de MM. Durozier, Martin et Gallard.
Séance du 10 janvier 1874.

---

Sous le titre modeste de **Notes et Réflexions sur quelques cas de phlegmon péri-utérin**, M. le D<sup>r</sup> Boissarie vient de publier un travail fort intéressant, contenant quatre observations détaillées, à l'occasion desquelles il a abordé, et nous allons traiter, après lui, quelques-unes des questions les plus importantes qui se rattachent à l'histoire des phlegmasies des organes et des tissus situés dans le petit bassin, autour de l'utérus.

Tout d'abord, ainsi que le prouve le titre même de son travail, M. Boissarie admet la dénomination de *phlegmon péri-utérin*, qui a été si contestée. Il se refuse donc à considérer comme « une illusion » et la présence du tissu cellulaire rétro-utérin et son inflammation que, pièces anatomiques en mains, je crois être parvenu à ranger, avec l'aide de plusieurs observateurs fort distingués, au nombre des réalités les plus palpables de la science.

Si j'établis cette revendication, ce n'est pas pour chercher à diminuer, en aucune façon, l'importance et la valeur des travaux de MM. Bernutz et Goupil, qui ont cru devoir rapporter à la péritonite pelvienne des faits qui nous avaient paru ne pouvoir être expliqués que par l'inflammation du tissu cellulaire péri-utérin. Telle ne saurait être ma pensée, car personne ne rend plus que moi justice au mérite de ces deux laborieux et savants observateurs. Mais, tout en appréciant, comme il est juste de le faire, la haute valeur de leurs intéressantes recherches, je me réserve le droit de leur donner une signification un peu différente de celle qu'on a prétendu leur attribuer dans le premier moment. Je suis d'autant plus à mon aise pour parler et pour agir ainsi que, mieux inspiré que d'autres, quand j'écrivis ma thèse sur le phlegmon péri-utérin, j'ai eu — je n'aurai pas la présomption de dire la sagesse, — mais on me permettra bien de dire la prudence, de m'arrêter au moment de rédiger le chapitre consacré à l'anatomie pathologique, et je me suis borné à ces simples déclarations : « Les autopsies ne nous ont rien enseigné de particulier, car nous n'avons eu occasion d'en pratiquer qu'à la suite des phlegmons *puerpéraux* suppurés, et nous n'avons rien à ajouter aux descriptions de Grisolle et des autres auteurs qui ont traité ce sujet. Relativement à l'anatomie du phlegmon lui-même, tant qu'il n'est pas suppuré, nous déplorons non-seulement la rareté, mais même l'absence complète des autopsies (1). »

Je pouvais donc, lorsque MM. Bernutz et Goupil sont venus dire que l'inflammation, que nous avions cru siéger dans le tissu cellulaire péri-utérin, se trouvait confinée dans le péritoine pelvien, m'en référer à cette simple déclaration, et me contenter de modifier le titre de mon travail, sans avoir rien à changer à son texte, dont l'exactitude clinique n'a jamais été, que je sache, contestée par personne, depuis près de vingt années qu'il a été publié.

Mais, je n'ai même pas à faire ce léger sacrifice, et je puis aujourd'hui, m'appuyant sur une longue pratique, établir qu'il y a tout autour de l'utérus, — non-seulement sur les côtés, à la base des ligaments larges, et en avant, où son existence n'a jamais été contestée, mais en arrière, entre le col utérin et le rectum, tapissant le péritoine d'une part et le vagin de l'autre, — une mince lame de tissu cellulaire, qui est susceptible de s'enflammer. Seulement, et voici ce que MM. Bernutz et Goupil ont très-nettement établi, l'inflammation peut affecter aussi

_________________

(1) T. GALLARD. De l'inflammation du tissu cellulaire qui entoure la matrice ou du phlegmon péri-utérin et de son traitement. (*Thèse*. Paris, 1855.)

bien le péritoine pelvien que cette mince couche de tissu cellulaire. Lorsqu'il en est ainsi, on a affaire, non pas à un phegmon
péri-utérin ou rétro-utérin, mais bien à une péritonite pelvienne, à ce qu'ils ont appelé une *pelvi-péritonite*. Il y aurait
donc là deux phlegmasies tout à fait différentes, intéressant :
l'une le tissu cellulaire, l'autre le péritoine, qui devraient donner lieu à deux descriptions parfaitement séparées et distinctes,
si la nature, qui se joue de toutes nos subtilités anatomiques,
ne nous montrait pas, presque toujours, réunies par le fait. les
deux lésions que nous venons de chercher à séparer par la
pensée.

C'est le propre de l'inflammation de ne pas se limiter à un
seul organe ou à un seul tissu, mais bien de gagner de proche en
proche, en s'étendant par voisinage, comme le disait Gerdy, si
bien, par exemple, que jamais la surface externe du poumon
n'est enflammée sans que la plèvre qui le recouvre ne s'en res-
sente. Les mêmes phénomènes se passent du côté du petit bassin, et lorsque l'inflammation s'y développe, elle envahit, soit
simultanément, soit successivement, non-seulement le tissu
cellulaire péri-utérin et le tissu pelvien, mais aussi les ovaires,
les trompes, et le plus souvent l'utérus lui-même. C'est ce
qu'un de nos meilleurs observateurs français, Aran, a parfaitement vu et indiqué (1), en faisant une part égale et à la pelvi-
péritonite et au phlegmon péri-utérin. Car notre savant col-
lègue a su résister à l'entraînement général, qui faisait considérer, à cette époque, la suppression du phlegmon péri-utérin
comme la conséquence nécessaire et forcée des recherches de
MM. Bernutz et Goupil. C'est ce que j'ai également reconnu
moi-même, en adoptant la dénomination de *phlegmasie péri-
utérine*, que j'emploie généralement aujourd'hui.

Précisons, avant d'aller plus loin, la valeur que j'entends
donner à cette expression, car il ne s'agit pas d'une simple sub-
stitution de mot. Je reconnais qu'il y a vingt ans on a décrit
sous le nom de phlegmon péri-utérin des inflammations di-

---

(1) ARAN. *Leçons cliniques sur les maladies de l'utérus et de ses annexes.* —
Paris, 1858-1860, p. 655.

verses, parmi lesquelles figuraient celles du péritoine, des ovaires ou des trompes, aussi bien que celle du tissu cellulaire péri-utérin. Chacune de ces inflammations, si elle se rencontre isolément, ce qui est très-rare, doit conserver le nom qui lui est propre de phlegmon péri-utérin, de péritonite pelvienne, d'ovarite, de salpyngite, car elles forment chacune une espèce morbide distincte, appartenant à un genre commun, auquel revient le nom de phlegmasie péri-utérine.

Cela dit, on comprend, du reste, que si deux ou plusieurs de ces espèces morbides se trouvent réunies à la fois chez le même sujet, c'est par le nom du genre que doit être désignée l'affection dont est atteint ce sujet, et alors le diagnostic se résume parfaitement par ce seul mot : « phlegmasie péri-utérine. » Mais, dans certains cas, et ces cas sont assez nombreux pour pouvoir exercer la sagacité des praticiens, la phlegmasie est limitée, et l'on peut — à des signes dont l'expérience nous permet de mieux apprécier chaque jour la certitude et la valeur, — reconnaître ou qu'il s'agit exclusivement de l'une ou de l'autre de ces phlegmasies, ou, s'il y en a deux existant simultanément, que l'une est primitive ou prédomine par son intensité. Mes élèves, habitués à interpréter ces signes, qui souvent sont de simples nuances, n'hésitent plus lorsqu'il s'agit de distinguer un phlegmon péri-utérin, ou une ovarite, d'une péritonite pelvienne, ou réciproquement. L'inflammation de la trompe est la seule de ces phlegmasies péri-utérines qu'il ne m'a pas encore été permis de savoir reconnaître à l'état isolé. J'estime, du reste, qu'elle ne se rencontre pas souvent sans qu'il y ait en même temps ovarite ou péritonite pelvienne.

Cette distinction ne pouvait pas être faite dans les cas observés par M. Boissarie, car dans tous, y compris le 4ᵉ intitulé : *Abcès péri-utérin (pelvi-péritonite de Bernutz)*, l'inflammation s'est assez généralisée pour qu'on ait constaté, chez la même malade, la présence simultanée de plusieurs des espèces morbides constitutives du genre « phlegmasie peri-utérine. » C'est ainsi que, si les douleurs violentes et la distension de l'abdomen, avec fièvre et vomissements, sont les indices de la péritonite, l'augmentation du volume de l'utérus, dont le col est entr'ouvert et tomenteux, et plus tard recouvert d'ulcérations, témoigne de la coïncidence d'une métrite véritable ; tandis que le phlegmon se révèle par une tuméfaction située à la base du ligament large, du côté droit ; tuméfaction qui, à un moment donné, se prolonge jusque dans la fosse iliaque correspondante. Enfin, il n'est pas jusqu'aux symptômes de dysurie qui ne viennent témoigner que l'inflammation, gagnant de proche en proche, s'est étendue jusqu'à la vessie.

La malade qui fait le sujet de cette quatrième observation est la seule dont la maladie, après de longues péripéties, s'est terminée par la résolution. Dans les trois autres cas, il y a eu abcès et issue du pus à l'extérieur. Il est vrai que, sur deux de ces trois cas, la phlegmasie péri-utérine a débuté peu de temps après un accouchement, et nous savons que dans ces circonstances la suppuration est la règle. Il n'en est pas de même lorsque la phlegmasie péri-utérine survient en dehors de toute influence puerpérale, comme cela avait lieu chez le sujet de la troisième observation. Dans des cas semblables, la suppuration, au lieu d'être la règle, comme dans les phlegmasies puerpérales, est bien réellement l'exception, comme je l'ai établi d'après le relevé statistique consigné dans ma thèse et comme Aran l'a confirmé plus tard. Car si je suis d'accord sur ce point, comme sur beaucoup d'autres, avec cet observateur si distingué, ce n'est pas, comme le dit M. Boissarie (1) parce que je me suis rangé à son opinion, mais bien parce qu'il a cru devoir partager la mienne, qui a été formulée la première.

En tout cas, et c'est là le seul fait intéressant à signaler, si la terminaison de la phlegmasie péri-utérine par suppuration est rare en dehors de la puerpéralité, elle se rencontre cependant assez fréquemment pour qu'il en faille tenir grand compte. West me paraît avoir exagéré cette fréquence en l'évaluant à la moitié des cas. (27 fois sur 52, soit 50 p. 100.) D'après les faits qui m'ont servi de base pour la rédaction de ma thèse, la proportion serait de 7 pour 100 seulement, puisque sur 53 cas la

---

(1) Voy. p. 23.

suppuration s'était produite 3 fois d'une façon évidente et avait été seulement soupçonnée dans un quatrième fait. C'est cette proportion de 7 p. 100 que Aran a adoptée, en l'évaluant approximativement de 7 à 10 p. 100.

Ce que j'ai vu depuis tendrait à faire élever assez notablement la proportion qui résulte de ma première statistique. Ainsi, à l'occasion de Leçons que j'ai eu à faire plus récemment sur ce sujet, à l'hôpital de la Pitié, j'ai dépouillé 49 observations nouvelles qui, ajoutées aux 53 premiers, élèvent à 102 le nombre des faits sur lesquels ont porté mes recherches. Or, sur ces 102 faits, la suppuration a été évidente 10 fois, et douteuse dans un cas. Si nous devions nous en tenir à ces chiffres nous arriverions donc à la proportion de 10 p. 100. Mais j'ai des raisons sérieuses de penser que cette proportion, tout en étant fort éloignée de celle de West, ne représente pas exactement la vérité et demeure beaucoup trop élevée. Voici pourquoi ; lorsque j'ai fait ma thèse, étudiant le sujet d'après la sage méthode instituée par M. Louis, j'ai recueilli toutes les observations qui s'offraient à moi, sans la moindre exception, et en accordant aux cas légers la même attention qu'aux cas les plus graves, ce qui est le seul moyen d'établir, d'une façon certaine, leur fréquence réciproque. A-t-il été procédé ainsi pour les 49 observations nouvelles qui sont venues s'ajouter aux 53 recueillis précédemment? Non-seulement j'en doute, mais je me crois parfaitement autorisé à affirmer le contraire. Il est peu probable, en effet, que depuis dix ans il ne se soit pas présenté dans mon service un plus grand nombre de cas de cette affection, relativement fréquente, et dont j'ai toujours plusieurs exemples réunis en même temps dans mes salles d'hôpital. Si donc il m'en a été remis 49 observations seulement, c'est que mes internes ont négligé de prendre des notes sur les cas légers et se sont arrêtés uniquement à ceux qui, par la gravité et la persistance des symptômes, leur paraissaient mériter plus spécialement d'attirer leur attention. Quoi d'étonnant dès lors que la terminaison par suppuration se soit montrée plus fréquente dans ces cas choisis parmi les plus graves ?

Il est donc très-probable que le chiffre indiqué dans mon pre-

mier travail est bien véritablement le plus exact et que la fréquence des cas dans lesquels on doit craindre la suppuration
peut être exprimée par la proportion de 7 à 10 p. 100, le dernier
chiffre marquant une limite extrême, qui sera rarement atteinte
et probablement jamais dépassée, si l'on a soin de tenir compte
de tous les faits.

J'ajouterai qu'en entrant plus profondément dans l'examen
des 7 observations de phlegmons suppurés, qui sont passées
sous mes yeux pendant ces dernières années, j'ai remarqué que
toutes les malades dont il s'agit avaient eu des enfants. Chez
une, le dernier accouchement ne remontait pas à plus de
21 jours, ce qui nous rapproche très-notablement des conditions
de la puerpéralité. Chez les 6 autres, le dernier accouchement
datait de 2 ans et plus ; mais 4 avaient eu des accidents puerpéraux à un de ces accouchements, et cette circonstance pouvait avoir fait naître pour elles une prédisposition particulière
aux phlegmasies péri-utérines, dont on a pu bien constater l'influence dans les deux premières observations de M. Boissarie.

En dehors de cette influence puerpérale, même éloignée, on
peut parfaitement rencontrer des cas de suppuration très-étendue ; mais, lorsqu'on analyse avec soin les observations des
faits dans lesquels elle s'est ainsi produite, on voit que presque
tous se peuvent expliquer, soit par la persistance d'action de la
cause qui a déterminé l'invasion de la maladie, soit par l'intervention d'une cause nouvelle, agissant intercurremment, toutes
circonstances qui entretiennent ou exagèrent l'état d'hyperé-
mie congestive du système génital interne. Ainsi, dans la troisième observation de M. Boissarie, on a vu le travail de la
machine à coudre provoquer le retour et la suppuration nouvelle d'un abcès guéri depuis plusieurs années, chez une femme
n'ayant jamais eu d'enfants.

J'ai eu à soigner l'année dernière, avec M. le Dr Thierry-
Mieg, une jeune femme, qui a été prise de phlegmasie péri-
utérine, ayant débuté par une inflammation de l'ovaire, au
deuxième jour de son mariage, consommé au moment où la
période menstruelle était à peine terminée, c'est-à-dire quand
tous les organes étaient encore fortement congestionnés. Cette

congestion, exaspérée par toutes les excitations du voyage de noces, a provoqué une vaste suppuration qui a déterminé la mort après trois ou quatre mois d'épuisement et de souffrances.

Un traumatisme exercé sur l'utérus peut agir dans le même sens et provoquer une inflammation péri-utérine, dont la suppuration sera le terme. C'est pourquoi la prudence oblige à s'abstenir de toute opération ou de toute manœuvre chirurgicale qui ne serait pas commandée par une nécessité véritable et, tout au moins, à ne pas l'entreprendre, quand il y a le plus léger signe de tuméfaction ou d'empâtement au pourtour de la matrice. On a vu, dans la quatrième observation de M. Boissarie, l'application d'un simple tampon d'ouate déterminer une grave recrudescence d'accidents inflammatoires à peine assoupis. Cela rappelle les exemples de brusque explosion de péritonite mortelle, à la suite d'une cautérisation au fer rouge, d'un cathétérisme utérin pratiqué même avec soin, sans qu'il y ait eu perforation de la matrice, ni même simple érosion de la muqueuse, à la suite d'une vulgaire application de spéculum, ou même d'un simple toucher. Dans tous les cas de ce genre dont nous possédons la relation, on est en droit, il est vrai, de penser que l'inflammation existait déjà antérieurement. L'explosion des accidents graves peut donc, quand on y regarde de très-près, n'être considérée comme n'ayant été que très-accessoirement provoquée par les manœuvres dont il vient être question, car pour beaucoup même il n'y a eu qu'une simple coïncidence entre la manœuvre employée, le toucher par exemple, et les accidents survenus aussitôt après. Il n'est pas douteux, en effet, que, dans nombre de cas, ces accidents auraient pu se produire et se seraient très-probablement produits de la même manière, avec la même intensité et au même moment, alors même que la manœuvre en question n'aurait pas été faite.

Mais il est d'autres cas dans lesquels il n'est pas permis de ne pas reconnaître l'action directe et fâcheuse d'une intervention chirurgicale intempestive, sur le développement d'une phlegmasie péri-utérine qui, suppurant ensuite, a pu sérieusement compromettre les jours de la malade. J'ai vu des faits de cette nature se produire assez fréquemment, et l'un des plus remarquables m'a été fourni par une dame près de laquelle j'ai été appelé en consultation par M. le D<sup>r</sup> Boutin. Malgré les conseils très-sages et très-sensés de son médecin, cette personne, désireuse d'avoir un enfant, s'était soumise à un traitement dont le résultat devait être de la rendre féconde. Ce qui lui fut fait par cela, nous ne l'avons pas su au juste; ce fut peut-être une incision, peut-être une dilatation de l'orifice utérin? Toujours est-il qu'à un certain moment l'opération fut plus douloureuse, la malade perdit du sang, revint chez elle tout endolorie, et peu de temps après, elle avait tous les signes d'une inflammation péri-utérine des plus intenses. Cette phlegmasie, qui mit ses jours en danger, se termina par suppuration ; l'abcès fut ouvert du côté de la paroi abdominale, et demeura fistuleux. Lorsque je vis la malade, la fistule continuait à donner du pus depuis près d'un an, sans que rien permît de prédire sa prochaine oblitération. Et de fréquents retours de l'inflammation venaient par intervalles remettre assez souvent en péril les jours de cette femme, dont l'utérus immobile, enclavé dans le petit bassin, fixé, ainsi que les ovaires, aux intestins auxquels le relient d'épaisses fausses membranes, est plus incapable qu'il ne le fut jamais de se prêter à l'acte de la fécondation.

Dans la troisième observation de M. Boissarie, les circonstances étiologiques qui ont présidé au début de la maladie sont assez obscures, car notre confrère n'a pas assisté à ce début; mais il nous montre, par la suite, le travail de la machine à coudre produisant une récidive suivie, après dix-huit mois, d'accidents suraigus brusques et d'une vaste suppuration étendue jusqu'à la région du foie, qui entraîna la mort au bout de treize jours. Il est à regretter que l'autopsie n'ait pu être faite, et qu'en particulier on n'ait pas pu déterminer ni quel a été exactement le point de départ de cette inflammation, ayant débuté par l'ovaire, si je ne me trompe, ni jusqu'à quel point les voies urinaires et plus spécialement le rein ont pu participer à cette phlegmasie, qui paraît s'être propagée jusqu'au tissu cellulaire péri-néphrétique.

Il est fort rare que l'inflammation née dans les tissus péri-utérins s'étende aussi loin; mais il n'est aucun point de l'excavation du petit bassin qu'elle ne puisse atteindre, et son action peut se faire sentir sur tous les organes contenus dans cette cavité, soit qu'ils s'enflamment eux-mêmes par contiguité, soit qu'ils se trouvent comprimés par la tumeur inflammatoire, abcédée ou non. Cette double action, qui se fait sentir sur le rectum et la vessie, s'exerce également sur les troncs nerveux du plexus sacré. C'est par elle que s'expliquent les phénomènes nerveux, tant névralgiques que paralytiques, observés chez quelques malades. Celle qui fait le sujet de la première observation de M. Boissarie s'est trouvée dans ce cas. Une première fois, elle a été affectée de paraplégie qui a duré pendant deux mois; puis la paralysie a disparu pour revenir plus tard. La preuve que cette paralysie était bien la conséquence d'une compression exercée sur les troncs nerveux, c'est, d'une part, qu'elle suivait d'une façon régulière le développement de la tumeur, pour s'amender et même disparaître dès que cette dernière se vidait, soit spontanément, soit après avoir été ponctionnée; et, d'autre part, qu'elle s'accompagnait d'un œdème des membres inférieurs, dont la même marche, étroitement liée à celle de la paralysie, indiquait que la même compression s'exerçait à la fois et sur les nerfs et sur les troncs veineux.

On peut comprendre qu'une compression plus permanente puisse être la conséquence de l'induration du tissu cellulaire qui entoure les filets nerveux, ou même de l'inflammation propagée jusqu'à leur névrilème, et s'expliquer ainsi les symptômes douloureux qui se joignent aux phénomènes paralytiques et les aggravent. Mais il y a loin de cette double explication, si conforme aux lois ordinaires de la pathologie et de la physiologie, à ces paralysies, prétendues réflexes, que l'on a décrites comme se développant sous l'influence des affections du système génital interne. Pour mon compte, j'ai toujours trouvé, soit dans la compression, soit dans l'extension de l'inflammation jusqu'au voisinage du nerf, d'après le double mécanisme que je viens d'indiquer, la raison des phénomènes paraplégiques que j'ai eu l'occasion d'observer, et je ne me souviens que d'un seul cas qui puisse faire exception à cette règle. Dans ce fait, encore aujourd'hui en observation dans mon service de la Pitié, nous avons vu des symptômes de paraplégie, avec phénomènes ataxiques, succéder à une ovarite chronique double; mais, outre qu'il est possible de ne voir dans la réunion de ces deux maladies qu'une simple coïncidence, le cas est assez compliqué pour que la filiation entre la maladie nerveuse et l'affection du système génital interne, ne puisse pas être établie sans conteste.

Dans la première observation de M. Boissarie, on voit la paraplégie se manifester quand la tumeur est postérieure à l'utérus, persister pendant un an tant que les choses demeurent en cet état, puis diminuer et disparaître à mesure que la tumeur inflammatoire, contournant le col de l'utérus, se porte d'arrière en avant, pour s'ouvrir dans le vagin.

Cette paralysie du mouvement et du sentiment est longtemps limitée au membre gauche, qui est en même temps œdémateux. Si elle ne dépendait pas de la compression, on se demanderait pourquoi elle suit ainsi les évolutions de la tumeur inflammée, car une paraplégie d'ordre réflexe pourrait tout aussi bien être déterminée par un phlegmon anté-utérin que par un phlegmon rétro-utérin.

Deux des malades de M. Boissarie (obs. I et II), ont eu des enfants, non-seulement depuis le début de leur inflammation péri-utérine, mais, alors même que cette dernière s'étant terminée par suppuration, il était resté une ouverture fistuleuse qui continuait à fournir du pus en assez grande abondance. J'en pourrais inférer que, dans ces deux cas, l'inflammation avait intéréssé plutôt le tissu cellulaire que le péritoine pelvien, car personne n'ignore quel obstacle particulièrement invincible peuvent apporter, à la conception d'abord, puis à la régularité de la gestation, les adhérences péritonéales et les brides qui enveloppent l'ovaire ou immobilisent la trompe, et celles qui s'implantant sur le corps même de l'utérus s'opposent à sa distension, lorsqu'il est devenu gravide. Mais, sans m'arrêter à ces considérations, qui ont leur importance, je tiens surtout à faire remarquer que la grossesse n'a pas eu ici l'heureuse influence curative que certains auteurs, en vertu de considérations purement théoriques, lui ont trop gratuitement attribuée. On s'était, en effet, imaginé que l'utérus, distendu par le produit de la conception, devrait agir mécaniquement sur les parois du foyer purulent, de façon à les appliquer l'une contre l'autre et favoriser ainsi leur cicatrisation. Or, dans ces deux cas, il n'en a rien été.

La première malade de M. Boissarie a eu deux grossesses depuis qu'elle est affectée de phlegmon péri-utérin suppuré. Elle a nourri le second de ses deux enfants et a bien supporté la double perte du lait et de la suppuration. Chacune de ces deux grossesses a été menée à bon terme et s'est terminée heureusement par un accouchement naturel, et les deux fois, l'abcès s'est ouvert de nouveau et a donné du pus en abondance, dans la semaine qui a suivi l'accouchement.

Chez la seconde malade, il y a eu trois grossesses et trois accouchements à terme, depuis que l'abcès est formé, et il a continué à donner du pus aussi bien dans le cours des grossesses qu'après la délivrance, sans en être aucunement influencé.

Chez cette dernière femme, la maladie dure depuis plus de huit ans, chez l'autre depuis cinq ans, et ces deux sujets ont de l'embonpoint, leur santé générale est relativement satisfaisante. Que penser après cela de l'hypothèse émise par Aran, qui considère les phlegmasies chroniques des organes génitaux internes comme une cause efficace du développement de la phthisie ? Si cette action spéciale avait dû s'exercer, elle aurait certainement trouvé dans ces deux cas toutes les conditions les plus favorables à son développement. Mais il n'en a rien été, parce que, comme je l'ai dit ailleurs, si la phthisie survient dans le cours d'une phlegmasie chronique, soit de l'utérus, soit des organes groupés autour de lui, ce n'est pas par suite d'une influence spéciale aux fonctions ou à la nature de ces organes, mais uniquement parce que la maladie place les individus dans des conditions hygiéniques mauvaises, qui sont, par conséquent, favorables au développement de la tuberculose. Ces conditions exercent bien plus sûrement leur action si l'individu est déjà héréditairement prédisposé, mais cette prédisposition n'est pas absolument indispensable, et, de même que l'on voit, un prisonnier devenir phthisique après un séjour prolongé dans un cachot malsain, de même qu'un pauvre malheureux mal nourri, mal vêtu, mal logé, pourra devenir phthisique sous l'influence des privations et de la misère, de même un blessé retenu dans son lit par une plaie étendue, dont la suppuration ne pourra se tarir, que la souffrance privera du sommeil, que les préoccupations morales et les troubles digestifs, qui en sont la conséquence empêcheront de s'alimenter convenable-ment, pourra devenir également phthisique, de même la phthisie pourra atteindre une femme clouée sur son lit par une phlegmasie péri-utérine, suppurée ou non. Mais, comme je le disais il y a un instant, cette phthisie acquise ne pourra être qu'indirectement attribuée à la maladie par suite de laquelle se seront produites les mauvaises conditions hygiéniques.

Je suis loin d'avoir épuisé chacune des questions intéressantes que soulève la lecture attentive du travail de M. Boissarie ; j'ai seulement voulu les poser nettement, afin de provoquer la discussion sur celles à propos desquelles les avis peuvent être partagés, et de laisser à l'observation ultérieure le soin de les résoudre.

Quant au traitement, il a trop d'importance pour pouvoir être abordé d'une façon incidente, à l'occasion du mémoire dont nous venons de nous occuper, et nous nous réservons de lui consacrer, dans une prochaine étude, tous les développements qu'il comporte.

Paris. — Typ. A. PARENT, rue Monsieur-le-Prince, 29 et 31.